Gesundheit auf dem Teller

Tipps für Eine ausgewogene Ernährung

JOE DAVIS

WIDMUNG

"Für meine wunderbare Frau, deren unerschütterliche
Liebe und Unterstützung mich dazu inspiriert haben,
anderen dabei zu helfen, ein gesünderes Leben zu führen.
Und für meine Freunde und Familie, deren Lachen und
Freude immer in meinem Herzen sind. Schließlich möchte
ich all meinen Lesern danken, die sich auf die Reise zu
einer gesünderen Ernährung begeben - möge dieses Buch
Ihnen als Leuchtturm auf Ihrem Weg dienen."

Einleitung

Herzlich willkommen, zu "Gesundheit auf dem Teller: Tipps für eine ausgewogene Ernährung"! In diesem Buch möchten wir Ihnen zeigen, wie einfach es sein kann, gesunde Lebensmittel in Ihren Alltag zu integrieren, um Ihre körperliche und geistige Gesundheit zu verbessern. Eine ausgewogene Ernährung ist der Schlüssel zu einem gesunden Leben und kann Ihnen dabei helfen, sich energiegeladener, fitter und glücklicher zu fühlen. Unsere moderne Welt ist voller Verlockungen, die uns von einer gesunden Ernährung ablenken können. Wir sind ständig konfrontiert mit Fast Food, zuckerhaltigen Snacks und Fertiggerichten, die zwar bequem sind, aber oft wenig Nährwert bieten. In "Gesundheit auf dem Teller" möchten wir Ihnen zeigen, dass es möglich ist, eine ausgewogene Ernährung zu genießen, ohne auf Geschmack oder Vielfalt zu verzichten.

In diesem Buch werden wir die Grundlagen einer gesunden Ernährung erläutern und Ihnen zeigen, wie Sie die richtige Balance aus Proteinen, Fetten und Kohlenhydraten finden können. Darüber hinaus werden wir auf die Bedeutung von Vitaminen, Mineralstoffen und Ballaststoffen für die Gesundheit eingehen und Ihnen Tipps geben, wie Sie diese Nährstoffe in Ihre tägliche Ernährung integrieren können.

Egal, ob Sie ein erfahrener Koch oder ein Anfänger in der Küche sind – dieses Buch bietet Ihnen praktische Ratschläge, um Ihre Ernährungsgewohnheiten zu verbessern. Wir werden auch auf häufige Ernährungsmythen eingehen und Ihnen helfen, fundierte Entscheidungen über die Lebensmittel zu treffen, die Sie täglich konsumieren.

Lassen Sie uns gemeinsam auf eine Reise zu besserer Gesundheit und Wohlbefinden gehen. Wir hoffen, dass "Gesundheit auf dem Teller" Ihnen dabei hilft, positive Veränderungen in Ihrem Leben vorzunehmen und die Freude an einer ausgewogenen und nahrhaften Ernährung zu entdecken.

DANKSAGUNG

Ich möchte die Gelegenheit nutzen, um allen Menschen,
die mich auf meiner Reise als Autor unterstützt und
begleitet haben, meinen aufrichtigen Dank auszusprechen.
Ohne ihre Ermutigung, Hilfe und Inspiration wäre ich
nicht an dem Punkt angekommen, an dem ich heute stehe.
Zunächst einmal möchte ich meiner wunderbaren Frau
danken, die stets an meiner Seite steht, mich ermutigt und
mich in allen meinen Bestrebungen unterstützt. Deine
Liebe, Geduld und Fürsorge sind die Grundpfeiler meiner
Schreibkarriere und meines Lebens. Ich bin unendlich
dankbar, dich an meiner Seite zu haben.
Ein herzliches Dankeschön geht auch an meine Freunde
und Verwandten, die mich immer unterstützt und an
meine Fähigkeiten geglaubt haben. Eure konstruktive
Kritik und euer Zuspruch haben mich dazu motiviert,
meine Grenzen immer weiter auszudehnen und ständig
nach Verbesserung zu streben.
Ebenso möchte ich meiner treuen Leserschaft danken. Ihr
habt meine Arbeit gelesen, geteilt und geschätzt. Eure
Begeisterung und euer Feedback haben es mir ermöglicht,
als Autor zu wachsen und mich weiterzuentwickeln. Ich
bin zutiefst dankbar für euer Interesse an meiner Arbeit
und eure fortwährende Unterstützung.
Schließlich möchte ich all denjenigen danken, die hinter
den Kulissen arbeiten und dazu beitragen, dass meine
Bücher und E-Books veröffentlicht und verbreitet werden.
Ohne eure harte Arbeit und euer Engagement wäre es mir
nicht möglich, meine Leidenschaft für das Schreiben mit
der Welt zu teilen.
In aufrichtiger Dankbarkeit,
Joe Davis

DIE GRUNDLAGEN EINER GESUNDEN ERNÄHRUNG

Eine gesunde Ernährung ist entscheidend für das Wohlbefinden und die Prävention von Krankheiten. In diesem Kapitel werden wir die grundlegenden Prinzipien einer ausgewogenen Ernährung vorstellen und erläutern, wie Sie Ihre täglichen Nährstoffbedürfnisse erfüllen können.

1.1 Makronährstoffe

Makronährstoffe sind die Hauptbestandteile unserer Ernährung und liefern Energie sowie Bausteine für den Körper. Es gibt drei Haupttypen von Makronährstoffen: Kohlenhydrate, Proteine und Fette.

• Kohlenhydrate:

Kohlenhydrate sind die Hauptenergiequelle des Körpers und sind in Lebensmitteln wie Brot, Reis, Nudeln, Obst und Gemüse enthalten. Eine ausgewogene Ernährung sollte 45-65% der täglichen Kalorien aus Kohlenhydraten beziehen, wobei der Schwerpunkt auf Vollkornprodukten und ballaststoffreichen Lebensmitteln liegen sollte.

• Proteine:

Proteine sind für den Aufbau und die Reparatur von Körpergewebe, wie Muskeln und Organen, sowie für die Produktion von Enzymen und Hormonen erforderlich. Gute Proteinquellen sind Fleisch, Fisch, Eier, Milchprodukte, Hülsenfrüchte und Nüsse. Erwachsene sollten 10-35% ihrer täglichen Kalorien aus Protein beziehen.

• Fette:

Fette liefern Energie, unterstützen die Aufnahme von fettlöslichen Vitaminen und sind für die Produktion von Hormonen notwendig. Eine ausgewogene Ernährung sollte 25-35% der täglichen Kalorien aus Fett beziehen, wobei der Schwerpunkt auf ungesättigten Fetten liegen sollte.

1.2 Mikronährstoffe

Mikronährstoffe sind essenzielle Vitamine und Mineralien, die der Körper in kleinen Mengen benötigt. Sie sind für eine Vielzahl von Körperfunktionen erforderlich, wie z.B. Energiestoffwechsel, Immunfunktion und Knochengesundheit. Eine abwechslungsreiche Ernährung, die reich an Obst, Gemüse, Vollkornprodukten, Milchprodukten und magerem Fleisch ist, kann dazu beitragen, Ihre täglichen Mikronährstoffbedürfnisse zu erfüllen.

1.3 Die Bedeutung von Wasser

Wasser ist für das Leben unerlässlich und hat viele wichtige Funktionen im Körper, wie z.B. die Regulation der Körpertemperatur, den Stoffwechsel und den Transport von Nährstoffen. Erwachsene sollten täglich etwa 2,7 bis 3,7 Liter Flüssigkeit zu sich nehmen, wobei Wasser die beste Wahl ist. Andere Flüssigkeitsquellen wie ungesüßte Tees, Kaffee und Milch können ebenfalls zur Flüssigkeitszufuhr beitragen.

1.4 Ausgewogene Ernährung

Eine ausgewogene Ernährung bedeutet, eine Vielzahl von Lebensmitteln in angemessenen Mengen zu konsumieren, um alle benötigten Nährstoffe zu erhalten. Eine gute Faustregel für eine ausgewogene Ernährung ist die "Tellerregel": Füllen Sie die Hälfte Ihres Tellers mit Gemüse, ein Viertel mit Proteinquellen und ein Viertel mit Vollkornprodukten. Ergänzen Sie dies mit gesunden Fetten und trinken Sie ausreichend Wasser.

1.5 Die Bedeutung von Vielfalt und Flexibilität

Eine vielfältige Ernährung, die eine breite Palette von Lebensmitteln aus verschiedenen Lebensmittelgruppen einschließt, trägt dazu bei, dass Sie alle notwendigen Nährstoffe erhalten. Seien Sie offen für neue Lebensmittel und versuchen Sie, regelmäßig verschiedene Obst- und Gemüsesorten, Proteinquellen und Vollkornprodukte in Ihre Ernährung einzubauen.

Flexibilität ist ebenfalls wichtig, um eine gesunde Ernährung aufrechtzuerhalten. Das bedeutet, gelegentlich auch weniger gesunde Lebensmittel zu genießen, ohne Schuldgefühle zu haben. Erlauben Sie sich gelegentliche Genüsse, ohne Ihre gesamte Ernährungsstrategie zu beeinträchtigen.

Zusammenfassend ist eine gesunde Ernährung eine, die ausgewogen, vielfältig und flexibel ist, und die alle erforderlichen Makro- und Mikronährstoffe in angemessenen Mengen liefert. Im nächsten Kapitel werden wir uns näher mit dem Thema pflanzliche Ernährung und ihren gesundheitlichen Vorteilen befassen.

PFLANZLICHE ERNÄHRUNG UND IHRE GESUNDHEITLICHEN VORTEILE

Eine pflanzliche Ernährung konzentriert sich auf den Verzehr von überwiegend oder ausschließlich pflanzlichen Lebensmitteln. In diesem Kapitel werden wir die verschiedenen Arten von pflanzlicher Ernährung, ihre gesundheitlichen Vorteile und Tipps zur Umsetzung einer pflanzlichen Ernährung untersuchen.

2.1 Arten von pflanzlicher Ernährung

Es gibt verschiedene Arten von pflanzlicher Ernährung, von denen einige tierische Produkte in unterschiedlichem Maße einschließen:

• Vegetarisch:

Vegetarier verzichten auf Fleisch, Geflügel und Fisch, konsumieren aber weiterhin Milchprodukte und Eier.

• Vegan:

Veganer verzichten vollständig auf tierische Produkte, einschließlich Milchprodukten, Eiern und Honig.

• Flexitarier:

Flexitarier folgen überwiegend einer pflanzlichen Ernährung, nehmen jedoch gelegentlich Fleisch, Geflügel, Fisch, Milchprodukte und Eier zu sich.

• Pescetarier:

Pescetarier verzichten auf Fleisch und Geflügel, essen jedoch Fisch und Meeresfrüchte sowie Milchprodukte und Eier.

2.2 Gesundheitliche Vorteile einer pflanzlichen Ernährung

Eine pflanzliche Ernährung ist mit verschiedenen gesundheitlichen Vorteilen verbunden, darunter:

• Gewichtsmanagement:

Pflanzliche Lebensmittel sind in der Regel kalorienärmer und reicher an Ballaststoffen, was zu einem verbesserten Sättigungsgefühl und einer leichteren Gewichtskontrolle beiträgt.

• Herzgesundheit:

Eine pflanzliche Ernährung, die reich an ungesättigten Fetten und Ballaststoffen ist, kann dazu beitragen, das Risiko für Herz-Kreislauf-Erkrankungen zu reduzieren.

• Blutzuckerkontrolle:

Eine pflanzliche Ernährung kann das Risiko für Typ-2-Diabetes reduzieren und die Blutzuckerkontrolle bei Menschen mit Diabetes verbessern.

• Krebsprävention:

Eine hohe Aufnahme von Obst, Gemüse und Vollkornprodukten ist mit einem verringerten Risiko für bestimmte Krebsarten verbunden.

• Verbesserte Verdauung:

Eine pflanzliche Ernährung, die reich an Ballaststoffen ist, fördert eine gesunde Verdauung und kann das Risiko von Verstopfung verringern.

2.3 Tipps zur Umsetzung einer pflanzlichen Ernährung

Um eine pflanzliche Ernährung erfolgreich umzusetzen, sollten Sie die folgenden Schritte beachten:

• Beginnen Sie schrittweise:

Führen Sie pflanzliche Lebensmittel langsam in Ihre Ernährung ein und reduzieren Sie tierische Produkte allmählich, um Ihrem Körper Zeit zur Anpassung zu geben.

• Setzen Sie auf Vielfalt: Essen Sie eine breite Palette von pflanzlichen Lebensmitteln, um sicherzustellen, dass Sie alle notwendigen Nährstoffe erhalten.

• Planen Sie Ihre Mahlzeiten:

Planen Sie Ihre Mahlzeiten im Voraus, um sicherzustellen, dass Sie eine ausgewogene Ernährung einhalten und alle notwendigen Nährstoffe erhalten.

• Achten Sie auf die Nährstoffzufuhr:

Bestimmte Nährstoffe, wie Vitamin B12, Eisen, Calcium und Omega-3-Fettsäuren, können in einer pflanzlichen Ernährung weniger reichlich vorhanden sein. Achten Sie darauf, Lebensmittel zu wählen, die reich an diesen Nährstoffen sind, oder ziehen Sie gegebenenfalls Nahrungsergänzungsmittel in Betracht.

• Informieren Sie sich:

Lernen Sie mehr über pflanzliche Ernährung und die Nährstoffe, die in verschiedenen Lebensmitteln enthalten sind, um fundierte Entscheidungen über Ihre Ernährung zu treffen.

• Experimentieren Sie mit neuen Rezepten:

Entdecken Sie neue Rezepte und Zubereitungsmethoden, um Ihre pflanzliche Ernährung abwechslungsreich und interessant zu gestalten.
Eine pflanzliche Ernährung kann zahlreiche gesundheitliche Vorteile bieten und ist eine nachhaltige Wahl für die Umwelt. Indem Sie die oben genannten Tipps befolgen, können Sie eine erfolgreiche und gesunde pflanzliche Ernährung umsetzen. Im nächsten Kapitel werden wir uns mit dem Thema Superfoods und ihrer Rolle in einer gesunden Ernährung befassen.

MAKRONÄHRSTOFFE

Makronährstoffe sind die Hauptenergielieferanten für unseren Körper und spielen eine entscheidende Rolle für unsere Gesundheit und Leistungsfähigkeit.
Es gibt drei Hauptarten von Makronährstoffen: Proteine, Fette und Kohlenhydrate.
In diesem Kapitel werden wir uns näher mit diesen Nährstoffen beschäftigen und deren Bedeutung für eine gesunde Ernährung erläutern.

3.1 Proteine

Proteine sind die Bausteine unserer Zellen und Gewebe und unerlässlich für Wachstum, Reparatur und die Aufrechterhaltung unserer Körperstruktur. Sie bestehen aus Aminosäuren, von denen es 20 verschiedene gibt. Neun davon sind essenziell, was bedeutet, dass unser Körper sie nicht selbst herstellen kann und wir sie aus unserer Nahrung beziehen müssen.
Gute Proteinquellen sind Fleisch, Fisch, Geflügel, Eier, Milchprodukte, Hülsenfrüchte, Nüsse und Samen. Es ist wichtig, eine Vielzahl dieser Lebensmittel zu konsumieren, um alle essenziellen Aminosäuren zu erhalten.
Die empfohlene tägliche Proteinmenge variiert je nach Alter, Geschlecht und Aktivitätsniveau, aber im Allgemeinen sollten etwa 10-35% unserer täglichen Kalorien aus Protein stammen.

3.2 Fette

Fette sind ein wichtiger Makronährstoff und erfüllen mehrere Funktionen im Körper, darunter die Energiebereitstellung, den Aufbau von Zellmembranen, die Absorption fettlöslicher Vitamine und die Produktion von Hormonen.
Es gibt verschiedene Arten von Fetten, die sich in gesättigte, einfach ungesättigte und mehrfach ungesättigte Fette unterteilen lassen. Jede Art hat unterschiedliche Auswirkungen auf unsere Gesundheit.
Gesättigte Fette finden sich hauptsächlich in tierischen Lebensmitteln wie Fleisch, Geflügel und Milchprodukten. Ein übermäßiger Verzehr von gesättigten Fetten kann das Risiko für Herz-Kreislauf-Erkrankungen erhöhen.
Daher ist es wichtig, den Verzehr zu begrenzen und stattdessen gesündere Fette zu wählen. Einfach ungesättigte Fette, die in Olivenöl, Avocado und Nüssen vorkommen, und mehrfach ungesättigte Fette, die in fettem Fisch, Leinsamen und Walnüssen enthalten sind, haben gesundheitsfördernde Eigenschaften und sollten den Hauptteil unserer Fettaufnahme ausmachen. Die empfohlene Fettaufnahme liegt bei etwa 20-35% unserer täglichen Kalorien.

3.3 Kohlenhydrate

Kohlenhydrate sind die Hauptenergiequelle für unseren Körper und unser Gehirn. Sie werden in Glukose umgewandelt, die von unseren Zellen zur Energiegewinnung verwendet wird. Es gibt zwei Haupttypen von Kohlenhydraten: einfache und komplexe. Einfache Kohlenhydrate, wie sie in Zucker und verarbeiteten Lebensmitteln vorkommen, werden schnell vom Körper aufgenommen und können zu Blutzuckerschwankungen führen.
Komplexe Kohlenhydrate hingegen, die in Vollkornprodukten, Gemüse und Hülsenfrüchten enthalten sind, werden langsamer verdaut und liefern eine langanhaltende Energiequelle. Sie enthalten zudem Ballaststoffe, die zur Regulierung der Verdauung und der Blutzuckerkontrolle beitragen.
Bei der Auswahl von Kohlenhydraten sollte der Schwerpunkt auf Vollkornprodukten, Gemüse, Obst und Hülsenfrüchten liegen, da diese Nährstoffe und Ballaststoffe enthalten, die für unsere Gesundheit förderlich sind. Weißmehlprodukte und zuckerhaltige Lebensmittel sollten hingegen in Maßen konsumiert werden. Die empfohlene tägliche Kohlenhydrataufnahme liegt bei etwa 45-65% unserer Kalorien.

3.4 Die Bedeutung des richtigen Verhältnisses

Ein ausgewogenes Verhältnis der Makronährstoffe ist entscheidend für eine gesunde Ernährung.
Eine zu einseitige Ernährung kann zu Nährstoffmängeln und gesundheitlichen Problemen führen.
Der Schlüssel liegt darin, die richtige Mischung aus Proteinen, Fetten und Kohlenhydraten zu finden, die auf Ihre individuellen Bedürfnisse und Lebensumstände abgestimmt ist.
Es gibt keine universelle Regel für das optimale Verhältnis von Makronährstoffen, da dies von Faktoren wie Alter, Geschlecht, Gewicht, Aktivitätsniveau und gesundheitlichen Bedürfnissen abhängt.
Allerdings können die oben genannten Prozentangaben als grobe Richtlinie dienen, um Ihnen den Einstieg zu erleichtern.
Um das richtige Verhältnis von Makronährstoffen für Ihre individuellen Bedürfnisse zu finden, kann es hilfreich sein, einen Ernährungsberater oder Arzt zu konsultieren, der Ihnen bei der Entwicklung eines auf Ihre Bedürfnisse zugeschnittenen Ernährungsplans behilflich sein kann.
Zusammenfassend sind Makronährstoffe – Proteine, Fette und Kohlenhydrate – die Hauptenergielieferanten für unseren Körper und spielen eine wichtige Rolle für unsere Gesundheit.
Eine ausgewogene Ernährung, die alle drei Makronährstoffe in angemessenen Mengen enthält, ist entscheidend für unser Wohlbefinden und unsere Leistungsfähigkeit. Im nächsten Kapitel werden wir uns mit Mikronährstoffen befassen und ihre Bedeutung für eine gesunde Ernährung erläutern.

MIKRONÄHRSTOFFE

Mikronährstoffe sind essenzielle Nährstoffe, die unser Körper in kleineren Mengen benötigt, aber sie sind dennoch entscheidend für unsere Gesundheit.
Sie umfassen Vitamine und Mineralien, die an einer Vielzahl von Körperfunktionen beteiligt sind, wie z. B. Energiestoffwechsel, Immunfunktion, Zellschutz und Knochenbildung.
In diesem Kapitel werden wir die wichtigsten Vitamine und Mineralien sowie ihre Funktionen und Nahrungsquellen vorstellen.

4.1 Vitamine

Vitamine sind organische Verbindungen, die unser Körper benötigt, um richtig zu funktionieren.
Es gibt 13 essenzielle Vitamine, die in zwei Gruppen eingeteilt werden können: Fettlösliche Vitamine (A, D, E und K) und wasserlösliche Vitamine (B-Vitamine und Vitamin C).
Fettlösliche Vitamine werden im Fettgewebe gespeichert und benötigen Fett, um vom Körper aufgenommen zu werden.
Wasserlösliche Vitamine werden hingegen nicht im Körper gespeichert und müssen regelmäßig durch die Nahrung aufgenommen werden.
Gute Nahrungsquellen für Vitamine sind Obst, Gemüse, Vollkornprodukte, Milchprodukte, Fleisch und Fisch.

4.2 Mineralien

Mineralien sind anorganische Elemente, die in kleinen
Mengen für eine gute Gesundheit benötigt werden.
Zu den wichtigsten Mineralien gehören Kalzium,
Phosphor, Magnesium, Natrium, Kalium und Eisen.
Mineralien sind für eine Vielzahl von Körperfunktionen
wichtig, wie z. B. die Bildung von Knochen und Zähnen,
die Aufrechterhaltung des Flüssigkeitshaushalts und die
Muskel- und Nervenfunktion.
Gute Nahrungsquellen für Mineralien sind Milchprodukte,
Fleisch, Fisch, Vollkornprodukte, Nüsse, Samen, Obst und
Gemüse.

4.3 Antioxidantien

Antioxidantien sind Substanzen, die unsere Zellen vor
Schäden durch freie Radikale schützen, die bei normalen
Stoffwechselprozessen entstehen und unsere Gesundheit
beeinträchtigen können. Antioxidantien sind in vielen
Vitaminen und Mineralien enthalten, wie z. B. Vitamin C,
Vitamin E, Beta-Carotin und Selen.
Gute Nahrungsquellen für Antioxidantien sind Obst und
Gemüse, insbesondere solche mit kräftigen Farben wie
Beeren, dunkelgrünes Blattgemüse, Tomaten, Karotten
und rote Paprika.
Um eine ausreichende Versorgung mit Mikronährstoffen
sicherzustellen, ist es wichtig, eine abwechslungsreiche
Ernährung mit vielen verschiedenen Obst- und
Gemüsesorten, Vollkornprodukten, Proteinquellen und
Milchprodukten zu haben.
Nahrungsergänzungsmittel können in einigen Fällen
sinnvoll sein, sollten jedoch nur nach Rücksprache mit
einem Arzt oder Ernährungsberater eingenommen
werden.

LEBENSMITTELGRUPPEN UND IHRE BEDEUTUNG

Eine ausgewogene Ernährung sollte Lebensmittel aus allen Lebensmittelgruppen enthalten: Obst, Gemüse, Getreide, Proteinquellen und Milchprodukte.
Jede dieser Gruppen liefert spezifische Nährstoffe, die für unsere Gesundheit notwendig sind.
In diesem Kapitel werden wir die verschiedenen Lebensmittelgruppen, ihre Nährstoffe und die empfohlenen Portionsgrößen erläutern.

5.1 Obst

Obst ist eine wichtige Quelle für Vitamine, Mineralien, Ballaststoffe und Antioxidantien. Der regelmäßige Verzehr von Obst kann das Risiko für chronische Krankheiten wie Herz-Kreislauf-Erkrankungen und Typ-2-Diabetes verringern.
Es wird empfohlen, täglich 2-4 Portionen Obst zu sich zu nehmen.
Eine Portion entspricht etwa einer mittelgroßen Frucht, einer halben Tasse frischen, gefrorenen oder konservierten Früchten oder einer viertel Tasse getrockneten Früchten.

5.2 Gemüse

Gemüse liefert ebenfalls Vitamine, Mineralien, Ballaststoffe und Antioxidantien.
Es ist kalorienarm und kann dazu beitragen, das Risiko für Herz-Kreislauf-Erkrankungen, Typ-2-Diabetes und bestimmte Krebsarten zu verringern.
Es wird empfohlen, täglich 3-5 Portionen Gemüse zu konsumieren.
Eine Portion entspricht etwa einer Tasse rohem, Blattgemüse, einer halben Tasse gekochtem oder rohem, festem Gemüse oder einer halben Tasse Gemüsesaft.

5.3 Getreide

Getreide ist eine wichtige Quelle für Energie, Ballaststoffe, B-Vitamine und Mineralien wie Eisen, Magnesium und Zink.
Vollkornprodukte wie Vollkornbrot, brauner Reis und Haferflocken enthalten mehr Nährstoffe und Ballaststoffe als raffinierte Getreideprodukte.
Es wird empfohlen, täglich 6-8 Portionen Getreide zu sich zu nehmen, wobei mindestens die Hälfte davon aus Vollkornprodukten bestehen sollte.
Eine Portion entspricht etwa einer Scheibe Brot, einer halben Tasse gekochtem Reis, Nudeln oder Getreide oder einer Tasse kaltem Frühstückszerealien.

5.4 Proteinquellen

Protein ist für das Wachstum, die Reparatur und den
Erhalt unserer Körperzellen und Gewebe unerlässlich.
Gute Proteinquellen sind Fleisch, Geflügel, Fisch, Eier,
Milchprodukte, Hülsenfrüchte, Nüsse und Samen.
Es wird empfohlen, täglich 2-3 Portionen Protein zu sich
zu nehmen.
Eine Portion entspricht etwa 85 Gramm gekochtem
Fleisch, Geflügel oder Fisch, einem Ei, einer halben
Tasse gekochten Bohnen oder Erbsen, einer Unze
Nüssen oder Samen oder 30 Gramm Käse.

5.5 Milchprodukte

Milchprodukte sind reich an Kalzium, Vitamin D, Protein
und anderen Nährstoffen, die für gesunde Knochen und
Zähne sowie das allgemeine Wohlbefinden notwendig
sind.
Gute Quellen für Milchprodukte sind Milch, Joghurt,
Käse und Milchersatzprodukte wie Sojamilch oder
Mandelmilch, die mit Kalzium angereichert sind.
Es wird empfohlen, täglich 2-3 Portionen Milchprodukte
zu sich zu nehmen.
Eine Portion entspricht etwa einer Tasse Milch oder
Milchersatz, einer Tasse Joghurt oder 45 Gramm Käse.

5.6 Die Bedeutung der Vielfalt

Eine ausgewogene Ernährung erfordert eine Vielfalt an Lebensmitteln aus allen Lebensmittelgruppen.
Durch den Verzehr einer breiten Palette von Lebensmitteln stellen Sie sicher, dass Ihr Körper alle Nährstoffe erhält, die er für eine optimale Gesundheit benötigt.
Eine abwechslungsreiche Ernährung trägt auch dazu bei, dass Sie verschiedene Geschmacksrichtungen und Texturen genießen und Langeweile beim Essen vermeiden.
Um eine ausgewogene Ernährung zu erreichen, versuchen Sie, bei jeder Mahlzeit mindestens drei Lebensmittelgruppen zu kombinieren.
Zum Beispiel könnte ein gesundes Frühstück Vollkornmüsli (Getreide) mit Joghurt (Milchprodukte) und Beeren (Obst) enthalten, während ein Mittagessen aus einem Salat mit Gemüse, gegrilltem Hähnchen (Proteinquelle) und einer Scheibe Vollkornbrot (Getreide) bestehen könnte.
Zusammenfassend ist es wichtig, Lebensmittel aus allen Lebensmittelgruppen – Obst, Gemüse, Getreide, Proteinquellen und Milchprodukte – in Ihrer täglichen Ernährung zu integrieren, um eine ausreichende Versorgung mit allen essenziellen Nährstoffen zu gewährleisten.
Eine abwechslungsreiche und ausgewogene Ernährung trägt dazu bei, Ihre Gesundheit zu erhalten und das Risiko für chronische Krankheiten zu verringern.
Im nächsten Kapitel werden wir uns mit der Bedeutung von Flüssigkeiten und der Aufrechterhaltung einer angemessenen Flüssigkeitszufuhr befassen.

FLÜSSIGKEITSZUFUHR UND IHRE BEDEUTUNG

Die Aufrechterhaltung einer angemessenen Flüssigkeitszufuhr ist entscheidend für unsere Gesundheit und das allgemeine Wohlbefinden.
Wasser ist an vielen wichtigen Körperfunktionen beteiligt, wie zum Beispiel der Regulierung der Körpertemperatur, dem Transport von Nährstoffen und Sauerstoff, der Ausscheidung von Abfallprodukten und der Aufrechterhaltung des Flüssigkeitshaushalts.
In diesem Kapitel werden wir die empfohlene Flüssigkeitszufuhr und die Bedeutung von Wasser und anderen Getränken in einer gesunden Ernährung erläutern.

6.1 Empfohlene Flüssigkeitszufuhr

Die tägliche Flüssigkeitszufuhr variiert je nach Alter, Geschlecht, Klima, Aktivitätsniveau und individuellen Bedürfnissen.
Als allgemeine Faustregel gilt, dass Männer etwa 3,7 Liter und Frauen etwa 2,7 Liter Flüssigkeit pro Tag benötigen.
Dies schließt alle Flüssigkeiten ein, die aus Getränken und Nahrungsmitteln stammen.
Es ist wichtig zu beachten, dass der Flüssigkeitsbedarf bei heißem Wetter, körperlicher Anstrengung oder Krankheit (z.B. Fieber, Erbrechen oder Durchfall) erhöht sein kann.

6.2 Wasser

Wasser ist das beste Getränk, um den Flüssigkeitsbedarf des Körpers zu decken, da es kalorienfrei und frei von Zusatzstoffen ist.
Trinkwasser kann helfen, den Appetit zu regulieren, den Stoffwechsel anzukurbeln und die Verdauung zu fördern.
Um eine ausreichende Flüssigkeitszufuhr zu gewährleisten, sollten Sie den ganzen Tag über regelmäßig Wasser trinken und auf die Signale Ihres Körpers, wie Durst oder eine dunkle Urinfarbe, achten.

6.3 Andere Getränke

Neben Wasser können auch andere Getränke zur Flüssigkeitszufuhr beitragen, wie zum Beispiel ungesüßter Tee, Kaffee und Milch.
Allerdings sollte bei einigen Getränken Vorsicht geboten sein, da sie zusätzliche Kalorien, Zucker oder Koffein enthalten können.
Beispielsweise sollten zuckerhaltige Getränke wie Limonade, gesüßter Eistee und Fruchtsäfte nur in Maßen konsumiert werden.
Auch der Koffeinkonsum sollte auf ein moderates Niveau beschränkt werden, da Koffein in größeren Mengen zu Schlafstörungen, Unruhe und anderen negativen Effekten führen kann.

6.4 Die Bedeutung der Flüssigkeitszufuhr

Eine angemessene Flüssigkeitszufuhr ist entscheidend für unsere Gesundheit und Leistungsfähigkeit.
Dehydration kann zu Müdigkeit, Kopfschmerzen, Schwindel und einer verminderten kognitiven Funktion führen.
Langfristig kann eine unzureichende Flüssigkeitszufuhr das Risiko für Harnwegsinfektionen, Nierensteine und chronische Nierenerkrankungen erhöhen.
Um eine ausreichende Flüssigkeitszufuhr zu gewährleisten, ist es wichtig, den ganzen Tag über regelmäßig Wasser und andere kalorienarme Getränke zu sich zu nehmen.

6.5 Strategien zur Steigerung der Flüssigkeitszufuhr

Es gibt verschiedene Strategien, die Ihnen helfen können, Ihre tägliche Flüssigkeitszufuhr zu erhöhen:

• Tragen Sie immer eine Wasserflasche bei sich und füllen Sie sie regelmäßig auf.

• Beginnen Sie den Tag mit einem Glas Wasser oder einer Tasse ungesüßtem Tee.

• Trinken Sie vor jeder Mahlzeit ein Glas Wasser, um Ihren Appetit zu zügeln und die Verdauung zu unterstützen.

• Fügen Sie Zitronen- oder Gurkenscheiben, Beeren oder frische Kräuter wie Minze oder Basilikum zu Ihrem Wasser hinzu, um den Geschmack zu verbessern.

• Wechseln Sie zwischen Wasser und ungesüßten Getränken wie Tee oder Kaffee.

• Achten Sie darauf, bei körperlicher Aktivität oder in heißen Umgebungen mehr Flüssigkeit zu sich zu nehmen.

Zusammenfassend ist eine angemessene Flüssigkeitszufuhr entscheidend für unsere Gesundheit und das allgemeine Wohlbefinden.
Wasser sollte die Hauptquelle für Flüssigkeit in unserer Ernährung sein, wobei auch andere kalorienarme Getränke in Maßen konsumiert werden können.
Indem Sie auf Ihren Körper hören und regelmäßig den ganzen Tag über Flüssigkeit zu sich nehmen, können Sie sicherstellen, dass Ihre Flüssigkeitsbedürfnisse gedeckt sind und Ihre Gesundheit und Leistungsfähigkeit erhalten bleiben.
Im nächsten Kapitel werden wir die Bedeutung von gesunden Fetten und die Rolle, die sie in einer ausgewogenen Ernährung spielen, untersuchen.

GESUNDE FETTE UND IHRE ROLLE IN EINER AUSGEWOGENEN ERNÄHRUNG

Fett ist ein wichtiger Bestandteil unserer Ernährung, da es Energie liefert, bei der Aufnahme fettlöslicher Vitamine hilft und für die Produktion von Hormonen benötigt wird.

Es ist jedoch wichtig, die richtigen Fette zu wählen, da einige Fette gesundheitliche Vorteile bieten, während andere das Risiko von Herz-Kreislauf-Erkrankungen und anderen Gesundheitsproblemen erhöhen können.

In diesem Kapitel werden wir die verschiedenen Arten von Fetten, ihre gesundheitlichen Auswirkungen und Strategien zur Integration gesunder Fette in Ihre Ernährung diskutieren.

7.1 Arten von Fetten

Fette können in drei Hauptkategorien unterteilt werden: gesättigte Fette, ungesättigte Fette und Transfette.

• Gesättigte Fette:
Diese Fette sind in tierischen Produkten wie Fleisch, Geflügel, Butter und Vollmilchprodukten sowie in einigen pflanzlichen Ölen wie Kokosnuss- und Palmkern Öl enthalten.

Gesättigte Fette wurden mit einem erhöhten Risiko für Herz-Kreislauf-Erkrankungen in Verbindung gebracht, daher sollte ihre Aufnahme begrenzt werden.

• Ungesättigte Fette:
Es gibt zwei Arten von ungesättigten Fetten:
einfach ungesättigte Fette und mehrfach ungesättigte
Fette.
Einfach ungesättigte Fette finden sich in Olivenöl,
Rapsöl, Avocados und Nüssen, während mehrfach
ungesättigte Fette in Fisch, Samen und pflanzlichen
Ölen wie Sonnenblumen- und Mais öl vorkommen.
Ungesättigte Fette gelten als gesunde Fette, da sie das
Risiko für Herz-Kreislauf-Erkrankungen verringern
können.

• Transfette:
Transfette entstehen bei der industriellen Verarbeitung
von Lebensmitteln und finden sich in einigen
Margarinesorten, Gebäck, Snacks und frittierten
Lebensmitteln.
Transfette erhöhen das Risiko für Herz-Kreislauf-
Erkrankungen und sollten so weit wie möglich
vermieden werden.

7.2 Empfehlungen für die Fettaufnahme

Es wird empfohlen, dass Erwachsene 25-35% ihrer
täglichen Kalorien aus Fett beziehen, wobei der Großteil
aus ungesättigten Fetten stammen sollte.
Gesättigte Fette sollten auf weniger als 10% der
täglichen Kalorien beschränkt werden, während
Transfette so weit wie möglich vermieden werden
sollten.

7.3 Strategien zur Integration gesunder Fette

Um gesunde Fette in Ihre Ernährung zu integrieren, können Sie folgende Schritte unternehmen:

• Wählen Sie pflanzliche Öle wie Oliven-, Raps- oder Sonnenblumenöl anstelle von Butter oder Schmalz zum Kochen und Anrichten.

• Essen Sie fetten Fisch wie Lachs, Makrele oder Sardinen mindestens zweimal pro Woche.

• Fügen Sie Nüsse, Samen und Avocados zu Ihren Mahlzeiten und Snacks hinzu.

• Vermeiden Sie frittierte Lebensmittel und wählen Sie gesündere Zubereitungsmethoden wie Backen, Grillen oder Dämpfen.

• Reduzieren Sie den Verzehr von verarbeiteten Lebensmitteln, die Transfette enthalten können, wie z.B. Gebäck, Kekse, Chips und einige Margarinesorten.

• Achten Sie auf die Portionsgrößen, da Fette eine höhere Kaloriendichte haben als Kohlenhydrate oder Proteine. Eine kleine Menge gesunder Fette kann bereits ausreichend sein, um Ihren Bedarf zu decken.

Zusammenfassend sind gesunde Fette ein wichtiger Bestandteil einer ausgewogenen Ernährung. Indem Sie ungesättigte Fette aus pflanzlichen Ölen, fettem Fisch, Nüssen, Samen und Avocados bevorzugen und den Verzehr von gesättigten und Transfetten einschränken, können Sie Ihr Risiko für Herz-Kreislauf-Erkrankungen reduzieren und Ihre allgemeine Gesundheit unterstützen.
Im nächsten Kapitel werden wir uns mit dem Thema Zucker und seiner Rolle in der Ernährung beschäftigen.

ZUCKER UND SEINE ROLLE IN DER ERNÄHRUNG

Zucker ist eine Art von Kohlenhydrat, das in vielen Lebensmitteln und Getränken vorkommt. Es liefert Energie für den Körper, kann aber auch gesundheitliche Probleme verursachen, wenn es in großen Mengen konsumiert wird. In diesem Kapitel werden wir die verschiedenen Arten von Zuckern, ihre gesundheitlichen Auswirkungen und Strategien zur Reduzierung des Zuckerkonsums in Ihrer Ernährung untersuchen.

8.1 Arten von Zuckern

Es gibt zwei Hauptarten von Zuckern: natürlich vorkommende Zucker und zugesetzte Zucker.

• Natürlich vorkommende Zucker: Diese Zucker sind von Natur aus in Lebensmitteln wie Obst, Gemüse und Milchprodukten enthalten.
Sie sind in der Regel kein Grund zur Besorgnis, da sie zusammen mit anderen wichtigen Nährstoffen und Ballaststoffen in diesen Lebensmitteln vorkommen.

• Zugesetzte Zucker: Zugesetzte Zucker sind Zucker, die Lebensmitteln und Getränken während der Verarbeitung oder Zubereitung hinzugefügt werden. Sie können in einer Vielzahl von Produkten wie Limonade, Keksen, Kuchen, Müsli und Joghurt vorkommen.
Zugesetzte Zucker tragen häufig zu einem übermäßigen Kalorienkonsum bei und erhöhen das Risiko für Gewichtszunahme, Typ-2-Diabetes und Herz-Kreislauf-Erkrankungen.

8.2 Empfehlungen für die Zuckeraufnahme

Es wird empfohlen, den Konsum von zugesetzten Zuckern auf weniger als 10% der täglichen Kalorienzufuhr zu beschränken.
Für einen Erwachsenen, der 2.000 Kalorien pro Tag zu sich nimmt, entspricht dies etwa 50 Gramm (oder 12 Teelöffeln) zugesetztem Zucker.

8.3 Strategien zur Reduzierung des Zuckerkonsums

Um den Verzehr von zugesetztem Zucker in Ihrer Ernährung zu reduzieren, können Sie die folgenden Strategien anwenden:

• Lesen Sie Lebensmitteletiketten und achten Sie auf versteckte Zuckerquellen wie Maissirup mit hohem Fructose Gehalt, Dextrose, Maltose oder Agavensirup.

• Wählen Sie ungesüßte oder zuckerreduzierte Versionen von Lebensmitteln und Getränken wie Joghurt, Müsli, Soßen und Limonade.

• Ersetzen Sie zuckerhaltige Getränke durch Wasser, ungesüßten Tee oder Kaffee.

• Verwenden Sie natürliche Süßstoffe wie Stevia oder Erythrit anstelle von Zucker zum Süßen von Speisen und Getränken.

• Genießen Sie Obst als süße Alternative zu zuckerhaltigen Snacks und Desserts.

Zusammenfassend ist Zucker ein wichtiger Energielieferant für den Körper, kann jedoch gesundheitliche Probleme verursachen, wenn er in großen Mengen konsumiert wird.
Indem Sie auf zugesetzte Zucker achten und Ihren Zuckerkonsum durch bewusste Ernährungsentscheidungen reduzieren, können Sie das Risiko von Gewichtszunahme, Typ-2-Diabetes und Herz-Kreislauf-Erkrankungen verringern und eine ausgewogene Ernährung fördern.
Im nächsten Kapitel werden wir uns mit der Bedeutung von Ballaststoffen in der Ernährung und ihren gesundheitlichen Vorteilen befassen.

BALLASTSTOFFE UND IHRE GESUNDHEITLICHEN VORTEILE

Ballaststoffe sind unverdauliche Kohlenhydrate, die in pflanzlichen Lebensmitteln vorkommen.
Sie sind wichtig für eine gesunde Verdauung und bieten eine Reihe weiterer gesundheitlicher Vorteile.
In diesem Kapitel werden wir die verschiedenen Arten von Ballaststoffen, ihre gesundheitlichen Auswirkungen und Strategien zur Steigerung Ihrer Ballaststoffaufnahme untersuchen.

9.1 Arten von Ballaststoffen

Es gibt zwei Hauptarten von Ballaststoffen: lösliche und unlösliche Ballaststoffe.

• Lösliche Ballaststoffe: Diese Ballaststoffe lösen sich in Wasser auf und bilden eine gelartige Substanz im Verdauungstrakt.
Lösliche Ballaststoffe können dazu beitragen, den Cholesterinspiegel zu senken, den Blutzuckerspiegel zu regulieren und das Sättigungsgefühl zu erhöhen.
Sie sind in Lebensmitteln wie Hafer, Gerste, Hülsenfrüchten, Äpfeln und Beeren enthalten.

• Unlösliche Ballaststoffe: Diese Ballaststoffe lösen sich nicht in Wasser auf und passieren den Verdauungstrakt weitgehend unverändert.
Sie fördern eine gesunde Darmfunktion und helfen bei der Vorbeugung von Verstopfung.
Unlösliche Ballaststoffe finden sich in Lebensmitteln wie Vollkornprodukten, Nüssen, Samen und Gemüse.

9.2 Empfehlungen für die Ballaststoffaufnahme

Es wird empfohlen, dass Erwachsene täglich mindestens 25 bis 38 Gramm Ballaststoffe zu sich nehmen.
Viele Menschen erreichen jedoch nicht diese empfohlenen Mengen, was zu Verdauungsproblemen und einem erhöhten Risiko für chronische Erkrankungen führen kann.

9.3 Strategien zur Steigerung der Ballaststoffaufnahme

Um Ihre Ballaststoffaufnahme zu erhöhen, können Sie die folgenden Schritte unternehmen:

• Wählen Sie Vollkornprodukte wie Vollkornbrot, braunen Reis, Quinoa und Vollkornnudeln anstelle von raffinierten Getreideprodukten.

• Essen Sie eine Vielzahl von Obst und Gemüse, sowohl roh als auch gekocht, um verschiedene Ballaststoffquellen zu erhalten.

• Fügen Sie Hülsenfrüchte wie Bohnen, Linsen und Kichererbsen zu Ihren Mahlzeiten hinzu.

• Snacks Sie auf Nüssen und Samen oder fügen Sie sie zu Joghurt, Haferflocken oder Salaten hinzu.

• Beginnen Sie langsam, um Ihrem Körper Zeit zur Anpassung an die erhöhte Ballaststoffaufnahme zu geben, und trinken Sie ausreichend Wasser, um eine gesunde Verdauung zu fördern.

Zusammenfassend sind Ballaststoffe ein wichtiger Bestandteil einer gesunden Ernährung und bieten zahlreiche gesundheitliche Vorteile, darunter eine verbesserte Verdauung, Blutzuckerkontrolle und Herzgesundheit.

Indem Sie ballaststoffreiche Lebensmittel wie Vollkornprodukte, Obst, Gemüse, Hülsenfrüchte, Nüsse und Samen in Ihre Ernährung integrieren, können Sie Ihre Ballaststoffaufnahme erhöhen und diese gesundheitlichen Vorteile nutzen.

REZEPTE

Basierend auf den Informationen in diesem Buch über gesunde Ernährung, finden Sie hier fünf einfache und gesunde Rezepte, die verschiedene Aspekte einer ausgewogenen Ernährung abdecken.

Quinoa-Gemüse-Salat

Zutaten:

1 Tasse gekochte Quinoa
1 Tasse Kirschtomaten, halbiert
1 Tasse gewürfelte Gurke
1 Tasse gewürfelte rote Paprika
1 Tasse gewürfelte Avocado
1/4 Tasse gehackte rote Zwiebel
1/4 Tasse gehackte Petersilie
2 Esslöffel Olivenöl
Saft von 1 Zitrone
Salz und Pfeffer nach Geschmack

Anleitung:

In einer großen Schüssel Quinoa, Tomaten, Gurke, Paprika, Avocado, Zwiebel und Petersilie vermischen.

In einer kleinen Schüssel Olivenöl, Zitronensaft, Salz und Pfeffer verquirlen.

Das Dressing über den Salat geben und gut vermischen. Vor dem Servieren mindestens 30 Minuten im Kühlschrank durchziehen lassen.

Haferflocken-Beeren-Porridge

Zutaten:

1 Tasse Haferflocken
2 Tassen Wasser oder Milch (Kuhmilch, Mandelmilch, Sojamilch, etc.)
1 Tasse gemischte Beeren (Erdbeeren, Blaubeeren, Himbeeren, etc.)
1 Teelöffel Honig oder Ahornsirup
Eine Prise Zimt

Anleitung:

Haferflocken und Wasser oder Milch in einen Topf geben und zum Kochen bringen. Die Hitze reduzieren und 5-7 Minuten köcheln lassen, bis die Haferflocken weich sind.

Beeren, Honig oder Ahornsirup und Zimt unterrühren. Bei Bedarf weitere Süßungsmittel oder Zimt hinzufügen.

Den Porridge in Schalen füllen und servieren.

Linsen-Kokos-Curry

Zutaten:

1 Tasse grüne oder braune Linsen, gekocht
1 Esslöffel Kokosöl
1 Zwiebel, gewürfelt
2 Knoblauchzehen, gehackt
1 Esslöffel Currypulver
1 Teelöffel Kreuzkümmel
1 Teelöffel Paprika
1 Dose (400 ml) Kokosmilch
1 Tasse gehackte Tomaten
Salz und Pfeffer nach Geschmack
Frischer Koriander zum Garnieren

Anleitung:

Kokosöl in einer großen Pfanne oder einem Topf erhitzen.
Zwiebel und Knoblauch darin anbraten, bis sie weich sind.
Currypulver, Kreuzkümmel und Paprika hinzufügen und 1
Minute lang rösten, bis die Gewürze duften.
Gekochte Linsen, Kokosmilch und Tomaten hinzufügen.
Zum Kochen bringen und die Hitze reduzieren. 20-25
Minuten köcheln lassen, bis das Curry eingedickt ist und
die Aromen gut vermischt sind.
Mit Salz und Pfeffer abschmecken.
Vor dem Servieren mit frischem Koriander garnieren.
Das Linsen-Kokos-Curry schmeckt hervorragend mit Reis
oder Naan-Brot.

Mediterraner Kichererbsen-Auflauf

Zutaten:

2 Dosen Kichererbsen (à 400g), abgespült und abgetropft
1 Zucchini, gewürfelt
1 rote Paprika, gewürfelt
1 gelbe Paprika, gewürfelt
1 kleine rote Zwiebel, gewürfelt
2 Knoblauchzehen, gehackt
1 Teelöffel getrockneter Oregano
1 Teelöffel getrocknetes Basilikum
1 Dose (400g) gehackte Tomaten
1/4 Tasse Fetakäse, zerbröckelt
Salz und Pfeffer nach Geschmack
Olivenöl zum Anbraten

Anleitung:

Erhitzen Sie etwas Olivenöl in einer großen Pfanne.
Zucchini, Paprika und Zwiebel darin anbraten, bis sie
weich sind.
Knoblauch, Oregano und Basilikum hinzufügen und
weitere 2 Minuten anbraten.
Kichererbsen und gehackte Tomaten hinzufügen. Zum
Kochen bringen, dann die Hitze reduzieren und 15-20
Minuten köcheln lassen.
Mit Salz und Pfeffer abschmecken. Den Auflauf in eine
Auflaufform geben und mit Feta Käse bestreuen.
Im vorgeheizten Ofen bei 180°C (350°F) etwa 15 Minuten
backen, bis der Käse geschmolzen und leicht gebräunt ist.
Warm servieren.

Spinat-Bananen-Smoothie

Zutaten:

2 Tassen frischer Spinat
1 reife Banane, geschält
1/2 Tasse gefrorene Beeren (Erdbeeren, Blaubeeren, Himbeeren, etc.)
1 Tasse Milch (Kuhmilch, Mandelmilch, Sojamilch, etc.)
1 Esslöffel Chia-Samen (optional)

Anleitung:

Alle Zutaten in einen Mixer geben.
Auf höchster Stufe mixen, bis der Smoothie glatt und cremig ist. Bei Bedarf mehr Milch hinzufügen, um die gewünschte Konsistenz zu erreichen.
In Gläser füllen und sofort servieren.

Diese fünf gesunden Rezepte bieten eine Vielzahl von Nährstoffen und Geschmacksrichtungen, die auf den Informationen in diesem Buch basieren. Probieren Sie sie aus und genießen Sie die Vorteile einer ausgewogenen Ernährung!

ÜBER DEN AUTOR

Joe Davis, ein talentierter Autor und Schriftsteller, hat in den letzten zehn Jahren eine beeindruckende Karriere aufgebaut. Mit 36 Jahren hat er bereits eine Vielzahl von Büchern und E-Books verfasst, die ein breites Spektrum an Themen abdecken. Geboren und aufgewachsen in Neapel, Italien, entdeckte Joe früh seine Leidenschaft für das Schreiben und die Fähigkeit, seine Gedanken und Ideen in fesselnde Geschichten und informative Texte zu verwandeln.

Im Alter von 27 Jahren zog Joe nach Deutschland, wo er seine Karriere als Schriftsteller weiter ausbaute und sich sowohl beruflich als auch persönlich weiterentwickelte.

In Deutschland fand Joe die Inspiration und die Umgebung, die ihm halfen, seine Schreibfähigkeiten zu verfeinern und ein breiteres Publikum zu erreichen.

In den letzten zehn Jahren hat Joe Davis eine beeindruckende Anzahl von Werken in verschiedenen Genres veröffentlicht. Seine Bücher und E-Books reichen von Sachbüchern zu Themen wie Gesundheit, Ernährung und persönlicher Entwicklung bis hin zu fesselnden Romanen und Kurzgeschichten.

Joes Leidenschaft für das Schreiben zeigt sich in der Sorgfalt und Hingabe, die er jedem seiner Projekte widmet.

Neben seiner Arbeit als Autor engagiert sich Joe auch in der literarischen Gemeinschaft, indem er Schreibworkshops leitet und auf Buchmessen und Literaturfestivals auftritt.

Er ist ein begeisterter Mentor für aufstrebende Schriftsteller und hilft ihnen, ihre Fähigkeiten zu entwickeln und ihren eigenen Weg in der Literaturwelt zu finden.

Joe Davis ist ein Beispiel für einen Autor, der die Kraft des geschriebenen Wortes versteht und nutzt, um sowohl seine Leser als auch seine Kollegen zu inspirieren und zu ermutigen. Mit seiner beeindruckenden Karriere und seinem stetigen Streben nach Wachstum und Verbesserung hat er sich als wichtige Stimme in der Welt der Literatur etabliert. Es bleibt spannend, welche weiteren Erfolge die Zukunft für Joe bereithält.

KONKLUSION

Gesunde Ernährung ist entscheidend für das allgemeine Wohlbefinden und die Prävention von Krankheiten. Durch das Verständnis der Grundlagen einer ausgewogenen Ernährung, der verschiedenen Arten von pflanzlicher Ernährung und ihrer gesundheitlichen Vorteile, der Bedeutung von Superfoods sowie der Rolle von Ballaststoffen und Wasser in der Ernährung können wir fundierte Entscheidungen über unsere Lebensmittelauswahl treffen.

Eine gesunde Ernährung ist vielfältig, flexibel und ausgewogen.
Sie berücksichtigt die individuellen Bedürfnisse und Vorlieben und kann an verschiedene Lebensstile und gesundheitliche Bedürfnisse angepasst werden.

Die Umsetzung einer gesunden Ernährung erfordert Planung, Wissen und die Bereitschaft, neue Lebensmittel und Zubereitungsmethoden zu entdecken.

Zum Abschluss dieses Buches ist es wichtig zu betonen, dass gesunde Ernährung ein lebenslanger Prozess ist, der sich mit der Zeit und den Umständen ändert.

Eine gesunde Ernährung ist kein starres Konzept, sondern sollte sich anpassen, um den sich verändernden Bedürfnissen und Zielen jedes Einzelnen gerecht zu werden. Indem wir uns auf die Prinzipien der gesunden Ernährung konzentrieren und uns bemühen, kontinuierlich zu lernen und uns anzupassen, können wir einen positiven Einfluss auf unsere Gesundheit und Lebensqualität nehmen.

www.ingramcontent.com/pod-product-compliance
Lightning Source LLC
Chambersburg PA
CBHW061243250726

48662CB00018B/860